A.G. ORTIZ

Los 50 Mejores Ejercicios Con Bandas De Resistencia En Casa

¡50 Ejercicios Que Ayudan A Desarrollar Músculo Y Mejorar La Movilidad En Casa O De Viaje!

This book was professionally typeset on Reedsy.
Find out more at reedsy.com

Contents

1

Introducción

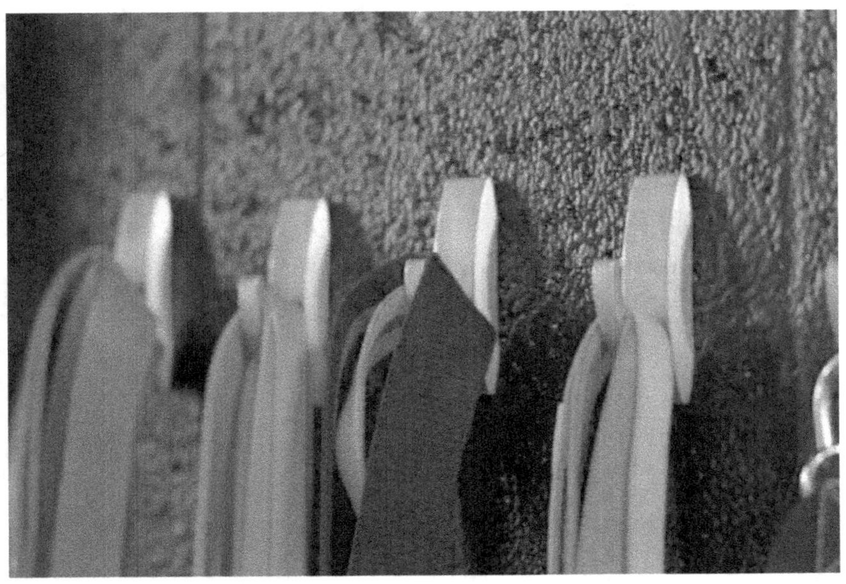

Bienvenido a "Los 50 Mejores Ejercicios con Bandas de Resistencia en Casa," tu guía esencial para incorporar el ejercicio en tu vida ajetreada utilizando bandas de resistencia. Este libro es perfecto para cualquier persona que necesite una manera fácil y rápida de mantenerse en forma, ya seas un padre ocupado, un profesional en constante movimiento, o alguien que le gusta mantenerse activo mientras viaja.

Llevo 15 años haciendo ejercicio, y quiero mostrarte cuán útiles y prácticas pueden ser las bandas de resistencia. Este libro incluye una variedad de ejercicios que trabajan cada parte de tu cuerpo. Cada uno está explicado para que puedas realizarlos de manera segura y aprovechar al máximo tu entrenamiento.

¿Por qué deberías usar bandas de resistencia?

Estas bandas son excelentes para ejercitarse porque son económicas y flexibles. Puedes realizar muchos tipos de entrenamientos con ellas, no importa si estás comenzando o ya estás en forma. Las bandas te ayudan a construir músculo y a volverte más flexible, y pueden ser tan buenas o incluso mejores que el equipo caro del gimnasio.

¿Qué aprenderás?

Este libro te ayudará a elegir las bandas de resistencia adecuadas, establecer un buen lugar para ejercitarte y aprender las mejores formas de entrenar.

- **Salud y Bienestar:** Aprende todos los beneficios de ejercitarte con bandas de resistencia.

INTRODUCCIÓN

- **Antes de Comenzar a Entrenar:** Prepárate para entrenar con algunos consejos básicos pero importantes.

- **Comenzando con lo Básico:** Aprende las formas básicas de usar las bandas de resistencia.

- **Desarrollando Fuerza en el Cuerpo Superior:** Descubre cómo fortalecer tu parte superior del cuerpo.

- **Tonificando el Cuerpo Inferior:** Centrarse en fortalecer tus piernas y glúteos.

- **Compromiso con el Abdominal y Flexibilidad:** Trabaja en tus músculos centrales y aumenta tu flexibilidad.

- **Creando Tu Propio Plan de Ejercicios:** Aprende cómo hacer un plan de entrenamiento que se ajuste a tus necesidades.

2

Salud y Bienestar

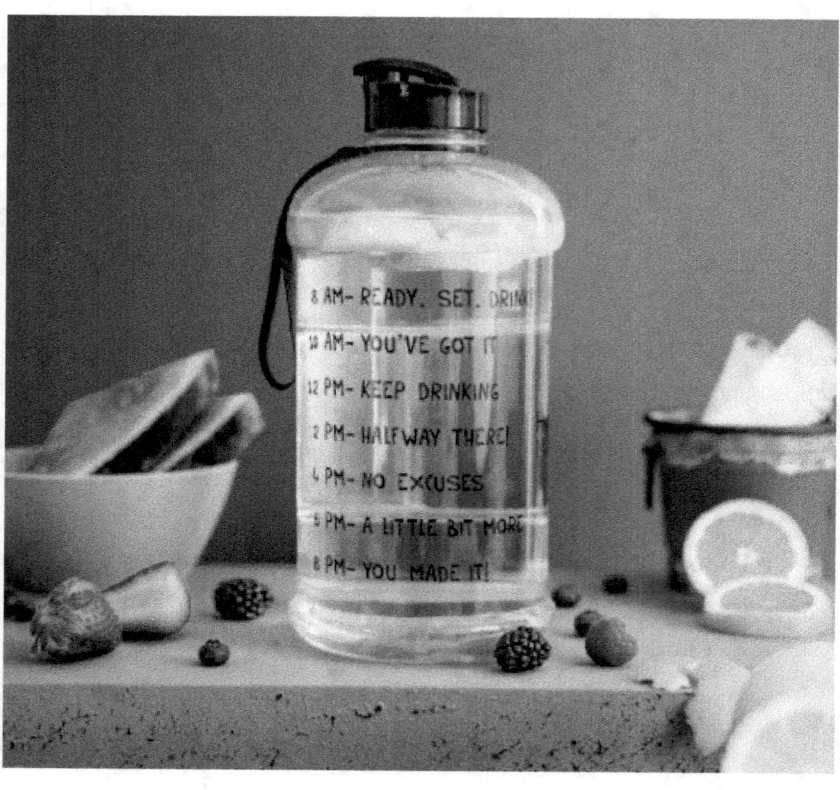

Beneficios Físicos

Las bandas de resistencia son efectivas para construir músculo, mejorar los entrenamientos amigables con las articulaciones, aumentar la flexibilidad, ayudar en la gestión del peso e incrementar el equilibrio y la estabilidad. Ofrecen una opción versátil para entrenamientos de cuerpo completo, beneficiando a todos, desde atletas hasta personas mayores que buscan mantener su independencia y prevenir caídas.

Beneficios Mentales y Emocionales

El ejercicio potencia la salud mental liberando endorfinas que mejoran el ánimo, reduciendo las hormonas del estrés, mejorando el sueño y potenciando la función cerebral. Los entrenamientos regulares aumentan la resiliencia emocional y mejoran la circulación, beneficiando la salud del corazón y gestionando los niveles de azúcar en sangre. Además, fortalece los huesos, previniendo la osteoporosis, y mantiene la forma física, promoviendo un estilo de vida más saludable y activo.

Beneficios del Estilo de Vida

Facilidad de Uso y Conveniencia

- **Configuración Rápida:** Puedes comenzar un entrenamiento con bandas de resistencia en solo unos minutos, con una preparación mínima o equipo necesario.

- **Ahorro de Espacio:** A diferencia del equipo voluminoso de gimnasio, las bandas de resistencia se pueden guardar fácilmente en un cajón o una pequeña bolsa.

Flexibilidad del Lugar de Entrenamiento

- **Ejercicio en Cualquier Lugar:** Las bandas de resistencia se pueden usar en casi cualquier entorno, desde la comodidad de tu sala de estar hasta tu parque favorito.

- **Fácil de Llevar en Viajes:** Livianas y portátiles, las bandas de resistencia son fáciles de llevar en una maleta o mochila, permitiéndote mantener tu rutina de ejercicios mientras viajas.

Consistencia en el Entrenamiento

- **Adaptable a Cualquier Horario:** Puedes realizar entrenamientos rápidos que se ajustan a los descansos durante el día o sesiones más extendidas cuando el tiempo lo permite.

- **Ayuda a Mantener Hábitos Regulares de Ejercicio:** La flexibilidad y facilidad de uso hacen que sea más simple mantener tu régimen de entrenamiento, independientemente de los cambios en tu vida diaria.

3

Antes De Comenzar A Entrenar

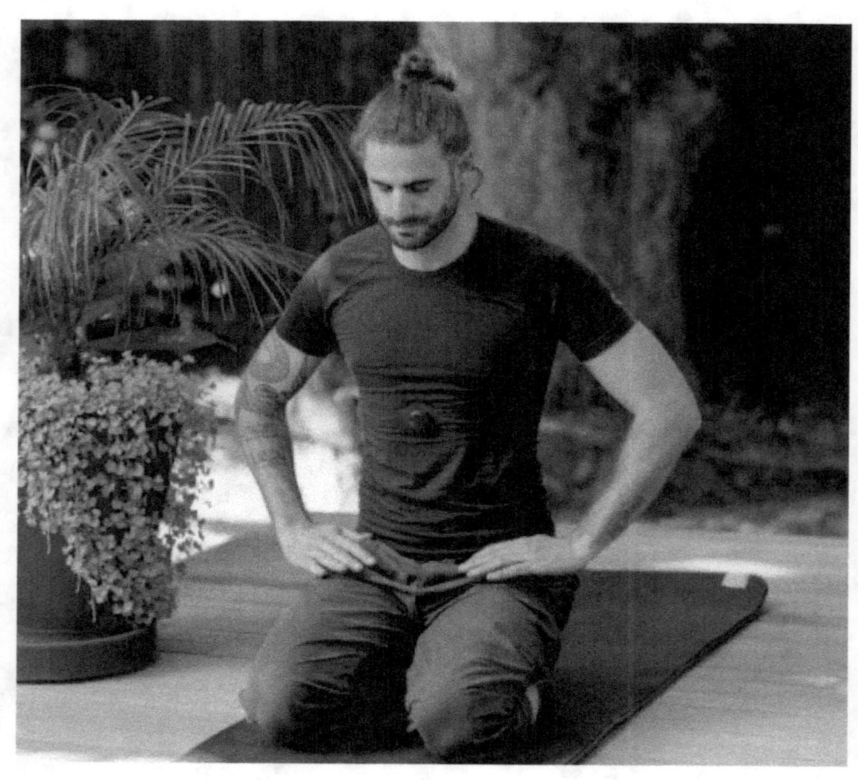

Calentamiento

Estiramientos Suaves: Comienza estirándote suavemente para ayudar a relajar tus músculos y articulaciones. Concéntrate en las partes de tu cuerpo que utilizarás más durante tu entrenamiento. Por ejemplo, si vas a hacer muchos ejercicios para las piernas, asegúrate de estirar tus piernas, la parte trasera de tus piernas y pantorrillas.

Cardiovascular Ligero: Hacer un poco de cardiovascular ligero puede activar tu circulación. Podrías trotar en el lugar, hacer algunos saltos de tijera o incluso caminar rápidamente. Este tipo de actividad ayuda a que tu corazón comience a latir más rápido de manera suave, para que no te exijas demasiado pronto.

Respiración

Ajustar Tu Respiración: Aprenderás a sincronizar tu respiración con tus movimientos una vez que comiences a entrenar. Por ejemplo, cuando hagas ejercicios en los que levantes algo, exhalarás al levantar e inhalarás al bajar. Esto ayuda a tu cuerpo a mantenerse fuerte y usar mejor tu fuerza. Otro ejemplo, inhala antes de ejecutar el ejercicio y exhala en el punto máximo del ejercicio de resistencia, en el esfuerzo más alto del movimiento o mantenimiento.

Respiración Profunda: Hablemos de respirar profundamente desde el abdomen, no solo respiraciones superficiales desde el pecho. La respiración profunda te permite inhalar más aire, lo que puede ayudarte a seguir más tiempo y hacer que tus entrenamientos sean mejores. Así que usa tu abdomen para una respiración más profunda.

Realización de Repeticiones y Series

Entendiendo Repeticiones y Series

- **Repeticiones (Reps):** Estas son las veces que completas un movimiento de ejercicio continuamente sin detenerte.

- **Series:** Este término se refiere a un grupo de repeticiones completadas juntas, seguidas de un período de descanso antes de que comience el próximo grupo de repeticiones.

Cómo Determinar Tus Repeticiones y Series

- **Para Fuerza:** Para construir fuerza, elige bandas de resistencia más pesadas y realiza menos repeticiones (alrededor de 4-6) por serie. Este método se centra en ejercer más fuerza en un período más corto.

- **Para Resistencia:** Si tu objetivo es mejorar tu capacidad para realizar actividades durante más tiempo, debes apuntar a más repeticiones

(12-15 o más) con bandas más ligeras. Esto ayuda a mejorar la resistencia muscular y la resistencia general.

- **Para Crecimiento Muscular:** Para aquellos que buscan aumentar el tamaño muscular, selecciona una banda de resistencia moderada y realiza un rango intermedio de repeticiones, típicamente 8-12 por serie. Este equilibrio es crucial para el crecimiento muscular, conocido como hipertrofia.

Calidad Sobre Cantidad

Por Qué la Buena Forma es Importante

- **Aumento de la Eficacia:** Una ejecución adecuada asegura que los músculos destinados estén completamente involucrados, aumentando la eficacia de cada ejercicio. Esto conduce a una mejor fuerza y condición muscular.

- **Prevención de Lesiones:** Las técnicas incorrectas pueden llevar a lesiones. Al concentrarte en la forma correcta, minimizas el riesgo de lesiones comunes relacionadas con el ejercicio.

- **Eficiencia de los Entrenamientos:** Cuando realizas ejercicios con la forma correcta, con frecuencia necesitas menos repeticiones para sentir los efectos, lo que hace que tus entrenamientos sean más eficientes en tiempo.

Estrategias para Mantener la Forma Correcta

- **Tómate Tu Tiempo:** Aborda cada repetición con cuidado. Realiza los movimientos lentamente y deliberadamente en lugar de apresuradamente para mantener el control.

- **Usa Ayudas Visuales:** Practica frente a un espejo para observar y corregir tu forma continuamente.

- **Técnica Primero:** Asegúrate de poder realizar cada ejercicio con una técnica impecable antes de aumentar la intensidad o el volumen.

- **Obtén Consejos Profesionales:** Si es posible, busca consejos de un profesional de condición física o consulta tutoriales de condición física de buena reputación para verificar que tu forma sea correcta.

Incorporando Estos Principios en Tu Rutina

- **Comienza con una Resistencia Manejable:** Empieza con un nivel de resistencia que te permita ejecutar los ejercicios de manera impecable. A medida que tu habilidad y confianza crezcan, puedes aumentar la resistencia gradualmente.

- **Práctica Regular:** La consistencia es clave para dominar la técnica adecuada. La práctica regular te ayudará a mejorar tu forma, haciendo tus entrenamientos más efectivos.

Monitoreo de Tu Progreso

- **Registra Tus Entrenamientos:** Mantén un diario de entrenamiento para registrar los pesos, repeticiones y series que realizas. Esto te ayudará a aumentar sistemáticamente las demandas de tu entrenamiento.

- **Escucha a Tu Cuerpo:** Presta atención a cómo responde tu cuerpo a las demandas aumentadas para evitar el sobre entrenamiento y lesiones.

4

Comenzando Con Lo Básico

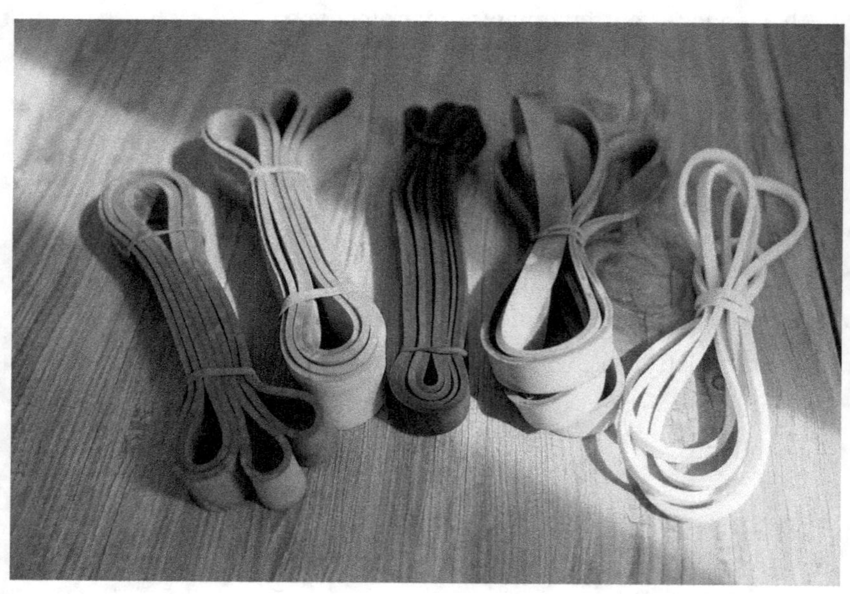

Uso de Bandas y Puntos de Anclaje

Usar bandas de resistencia de manera segura requiere saber dónde y cómo anclarlas. Aquí tienes algunos métodos comunes:

- **Marcos de Puertas:** Muchas bandas de resistencia vienen con anclajes para puertas diseñados para ser cerrados en marcos de puertas robustos. Asegúrate de que la puerta esté bien cerrada y verifica la resistencia de la puerta antes de comenzar tu entrenamiento. Posiciona el anclaje cerca del centro o la parte inferior de la puerta para diferentes ejercicios.

- **Muebles Pesados:** También puedes anclar las bandas bajo las patas de muebles pesados que no se moverán durante el ejercicio. Esto es adecuado para ejercicios que requieren un punto de anclaje bajo, como remos o algunos ejercicios de piernas.

- **Otros Objetos Estables:** Para ejercicios al aire libre o en espacios sin puertas, puedes usar otros objetos estables como postes o equipos de gimnasio pesados como puntos de anclaje. Asegúrate de que el objeto esté fijo o sea demasiado pesado para moverse.

Al configurar tus bandas de resistencia, siempre verifica dos veces la estabilidad del punto de anclaje antes de comenzar tu ejercicio. Comienza con estiramientos ligeros para asegurarte de que la banda esté bien sujeta en su lugar y no se devuelva durante el uso. Esta precaución evitará daños al equipo y lesiones personales, permitiéndote concentrarte en tu entrenamiento.

Movimientos Compuestos

Los movimientos compuestos maximizan la eficiencia durante tus entrenamientos al trabajar varios músculos a la vez. Esto no solo ahorra tiempo, sino que también aumenta la quema de calorías y la fuerza. Aquí hay algunos ejercicios clave con bandas de resistencia que ejemplifican movimientos compuestos:

- **Sentadillas:** Este ejercicio apunta principalmente a los cuádriceps, isquiotibiales y glúteos, pero también involucra el abdominal y la parte baja de la espalda.

- **Prensa de Hombros:** Trabaja los hombros, tríceps y parte superior del pecho.

- **Remos:** Este ejercicio apunta a los músculos de la espalda, bíceps y antebrazos.

Movimientos Aislados

Los movimientos aislados con bandas de resistencia permiten un entrenamiento enfocado que mejora el tono muscular y la resistencia en áreas específicas. Aquí tienes un par de ejercicios clave para incluir en tu rutina:

- **Flexión de Bíceps:** Este ejercicio apunta específicamente a los bíceps.

- **Extensiones de Tríceps:** Este movimiento aísla los tríceps en la parte trasera de los brazos superiores.

Realizar estos ejercicios correctamente asegura que estás apuntando y fortaleciendo efectivamente los grupos musculares deseados. Movimientos aislados como estos son excelentes para afinar tu físico y abordar áreas que requieren atención específica en tu régimen de entrenamiento de fuerza.

Ajustando el Nivel de Resistencia/Peso

Ajustar la resistencia de tus bandas puede afectar drásticamente la efectividad de tus entrenamientos. Aquí tienes algunas lineamientos para hacer estos ajustes:

- **Elegir la Banda Correcta:** Las bandas de resistencia generalmente vienen en una variedad de grosores y elasticidad, cada una proporcionando un nivel diferente de resistencia. Comienza con una banda más ligera y gradualmente pasa a bandas más pesadas a medida que tu fuerza mejore. El color de cada banda generalmente indica su resistencia, siendo los colores más claros menos resistentes y los colores más oscuros ofreciendo más resistencia.

- **Cambiar la Longitud de la Banda:** También puedes ajustar la intensidad cambiando la longitud de la banda que estás usando. Acortar la banda aumentará la resistencia, haciendo el ejercicio más desafiante. Esto se puede hacer envolviendo la banda alrededor de tus manos o pies o parándote más amplio en una banda de bucle.

- **Doble Banda:** Para un desafío aún mayor, considera usar más de una banda a la vez. Duplicar bandas puede proporcionar una resistencia mucho mayor si encuentras que las bandas individuales son demasiado fáciles.

- **Posicionamiento:** La posición del punto de anclaje también puede afectar la resistencia. Anclar la banda más baja o más alta puede cambiar la dirección de la tracción y la intensidad del entrenamiento.

5

Desarrollando Fuerza en el Cuerpo Superior

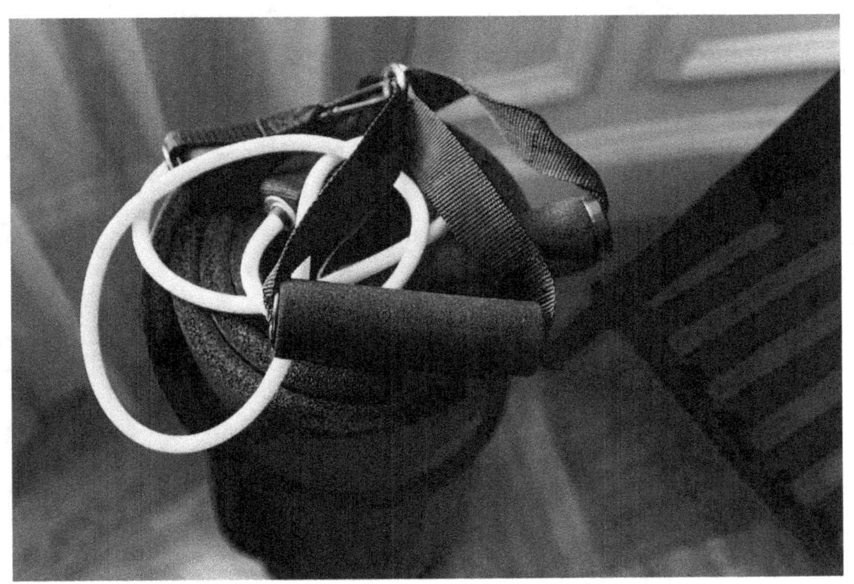

Entrenamientos de Pecho

1. Prensa de Pecho:

- **Configuración:** Ancla la banda detrás de ti a nivel del pecho, ya sea a un objeto seguro o una puerta. Si no hay un anclaje disponible, puedes estar de pie, sentado o acostado con tu espalda sobre la banda.

- **Ejecución:** Sostén las manijas frente a ti con los codos doblados. Empuja las manijas hacia adelante hasta que tus brazos estén extendidos, activando los músculos del pecho. Vuelve lentamente a la posición inicial.

- **Consejos:** Mantén la espalda recta y el abdomen activado durante el movimiento para evitar cualquier tensión en la parte baja de la espalda.

2. Vuelo de Pecho:

- **Configuración:** Similar a la prensa de pecho, ancla la banda detrás de ti a nivel del pecho.

- **Ejecución:** Con los brazos ligeramente doblados y tensión en la banda, mueve tus brazos hacia los lados y luego júntarlos frente a tu pecho, apretando los músculos del pecho al final del movimiento.

- **Consejos:** Realiza el movimiento de manera controlada para maximizar la tensión en los músculos del pecho durante el ejercicio.

3. Prensa de Pecho Inclinada:

- **Configuración:** Ancla la banda detrás de ti en un punto bajo, y siéntate en el suelo con las piernas extendidas hacia adelante, inclinándote ligeramente hacia atrás.

- **Ejecución:** Sostén las manijas con los brazos doblados y presiona hacia arriba y hacia adelante, simulando un movimiento de prensa inclinada para enfocar el pecho superior.

- **Consejos:** Ajusta tu ángulo de sentado para aumentar o disminuir la resistencia, y asegúrate de sentir el trabajo en tu pecho superior.

Entrenamientos de Pecho con un Solo Brazo

4. Prensa de Pecho con un Solo Brazo:

- **Configuración:** Ancla la banda a nivel del pecho a un objeto estable. Ponte de pie de espaldas al anclaje, agarrando la banda con una mano.

- **Ejecución:** Comienza con la mano en tu pecho, codo doblado. Extiende completamente tu brazo hacia adelante, manteniéndolo alineado con tu pecho. Vuelve lentamente a la posición inicial.

- **Consejos:** Mantén la espalda recta y activa tu abdomen durante el ejercicio. Muévete de manera controlada para evitar movimientos bruscos. Ajusta tu distancia del anclaje para aumentar o disminuir la resistencia. Completa el serie en un lado antes de cambiar al otro lado para garantizar un entrenamiento equilibrado.

5. Vuelo de Pecho con un Solo Brazo:

- **Configuración:** Ancla la banda a nivel del pecho detrás de ti. De espaldas al anclaje, sostén la banda con una mano, brazo extendido hacia adelante.

- **Ejecución:** Con el brazo ligeramente doblado y tensión en la banda, mueve tu brazo hacia el lado y luego tráelo frente a tu pecho, apretando los músculos del pecho al final del movimiento. Completa el serie en un lado antes de cambiar al otro para asegurar un entrenamiento equilibrado.

- **Consejos:** Mantén una postura firme y activa tu abdomen para estabilizar tu cuerpo. Asegura movimientos suaves y controlados para maximizar la activación de los músculos del pecho. Ajusta la tensión cambiando tu posición relativa al punto de anclaje.

6. Prensa de Pecho Inclinada con un Solo Brazo:

- **Configuración:** Ancla la banda detrás de ti en un punto bajo. Siéntate en el suelo con las piernas rectas, inclinándote ligeramente hacia atrás.

- **Ejecución:** Sostén la manija con una mano, brazo doblado. Presiona la manija hacia arriba y hacia adelante, enfocando el pecho superior. Completa el serie en un lado antes de cambiar al otro para garantizar un entrenamiento equilibrado.

- **Consejos:** Ajusta tu ángulo de sentado para cambiar la resistencia.

Concéntrate en sentir el ejercicio en tu pecho superior.

Entrenamientos de Espalda

7. Remo Inclinado:

- **Configuración:** Ponte de pie sobre la banda con los pies a la anchura de los hombros, asegurando que la banda esté sujeta bajo ambos pies.

- **Ejecución:** Flexiona ligeramente las rodillas y haz una bisagra hacia adelante desde la cintura, manteniendo la espalda recta. Sostén la banda con ambas manos y tira de las manijas o la banda hacia tu cintura, manteniendo los codos cerca de tu cuerpo. Aprieta las escápulas al final del movimiento antes de liberar lentamente de vuelta al inicio.

- **Consejos:** Asegúrate de que tu cabeza permanezca en línea con tu columna y tu abdomen esté activado para proteger tu espalda baja durante el ejercicio.

8. Halado Lateral:

- **Configuración:** Asegura la banda sobre un punto alto y resistente como un marco de puerta o un mueble alto y pesado.

- **Ejecución:** Siéntate o arrodíllate en el suelo, agarra la banda con ambas manos más anchas que la anchura de los hombros, y tira de la banda hacia tu pecho. Mantén la espalda recta y concéntrate en usar los músculos de tu espalda para realizar el movimiento.

- **Consejos:** Ajusta el ancho de tu agarre y la posición de sentado para enfocar diferentes partes de tus músculos de la espalda más intensamente.

9. Vuelo de Espalda de Pie:

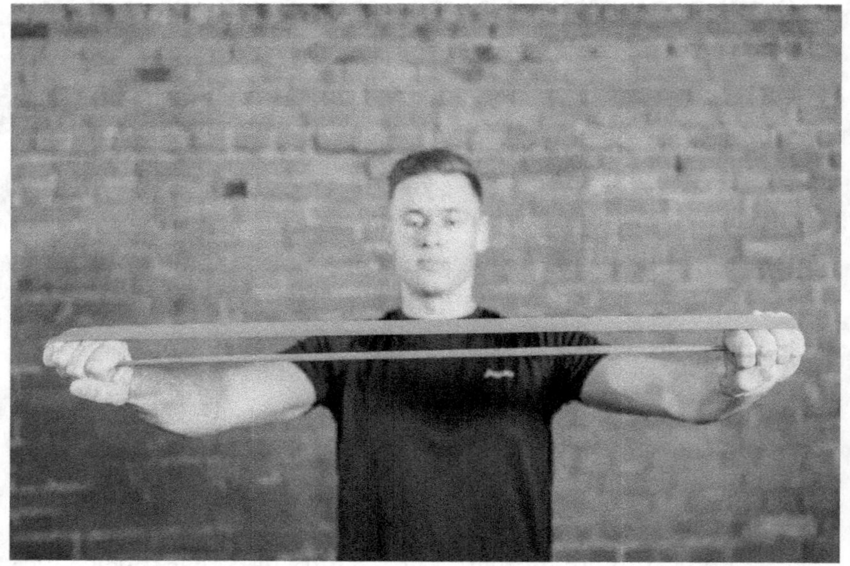

- **Configuración:** Ancla la banda frente a ti a la altura del pecho. Retrocede hasta que haya tensión en la banda con los brazos extendidos al frente.

- **Ejecución:** Con una ligera flexión en tus codos, tira de la banda hacia afuera y aprieta las escápulas como si intentaras sostener un lápiz entre ellas. Vuelve lentamente a la posición inicial.

- **Consejos:** Mantén el movimiento controlado y concéntrate en sentir los músculos en tu espalda superior trabajando.

10. Entrenamiento de Espalda-Cuello:

- **Configuración:** Siéntate o ponte de pie derecho para asegurar una buena postura. Asegura la banda de resistencia en un punto de anclaje bajo o horizontal, como debajo de un mueble pesado o un gancho en la pared. Sostén los extremos de la banda para mantener una ligera tensión, con tus manos posicionadas cerca de tu cabeza.

- **Ejecución:** Realiza una flexión de cuello suave inclinando lentamente tu cabeza hacia atrás contra la resistencia de la banda. Mantén el movimiento controlado y dobla solo hasta donde te sientas cómodo. Luego, vuelve lentamente a la posición inicial, mirando hacia adelante.

- **Consejos:** Mantén movimientos suaves y controlados para evitar tensar los músculos del cuello. Comienza con una resistencia ligera para probar tu comodidad y seguridad, y aumenta la resistencia gradualmente a medida que la fuerza en la parte trasera de tu cuello se desarrolle. Detén el ejercicio inmediatamente si experimentas cualquier dolor agudo o molestia significativa.

11. Entrenamiento de Cuello Frontal:

- **Configuración:** Siéntate o ponte de pie con buena postura. Asegura la banda de resistencia en un punto de anclaje bajo o horizontal, como debajo de un mueble pesado o un gancho en la pared. Sostén los extremos de la banda ligeramente en tensión cerca de tu cabeza.

- **Ejecución:** Realiza extensiones de cuello suaves moviendo lentamente tu cabeza hacia adelante contra la resistencia de la banda. Mantén un movimiento controlado y solo extiende hasta donde te sientas cómodo. Vuelve a la posición inicial con tu cara hacia adelante.

- **Consejos:** Mantén movimientos suaves y controlados para evitar cualquier tensión en los músculos del cuello. Comienza con una resistencia ligera para evaluar la comodidad y seguridad, aumentando gradualmente a medida que mejore la fuerza de tu cuello. Detente inmediatamente si sientes algún dolor agudo o molestia.

12. Entrenamiento de Cuello Lateral:

- **Configuración:** Siéntate o ponte de pie con buena postura. Asegura la banda de resistencia en un punto de anclaje bajo o horizontal, como debajo de un mueble pesado o un gancho en la pared. Sostén los extremos de la banda ligeramente en tensión cerca de tu cabeza.

· **Ejecución:** Para la flexión lateral del cuello, inclina tu cabeza para llevar tu oreja hacia tu hombro contra la resistencia de la banda, luego cambia de lado. Completa el serie en un lado antes de cambiar al otro para asegurar un entrenamiento equilibrado.

· **Consejos:** Mantén movimientos suaves y controlados para evitar cualquier tensión en los músculos del cuello. Comienza con una resistencia ligera para evaluar la comodidad y seguridad, aumentando gradualmente a medida que mejore la fuerza de tu cuello. Detente inmediatamente si sientes algún dolor agudo o molestia.

13. Entrenamiento de Cuello Rotacional:

· **Configuración:** Siéntate o ponte de pie con buena postura. Asegura la banda de resistencia en un punto de anclaje bajo o horizontal, como debajo de un mueble pesado o un gancho en la pared. Sostén los extremos de la banda ligeramente en tensión cerca de tu cabeza.

· **Ejecución:** Para las rotaciones de cuello, gira tu cabeza a un lado contra la resistencia de la banda, luego lentamente hacia el otro lado.

· **Consejos:** Mantén movimientos suaves y controlados para evitar cualquier tensión en los músculos del cuello. Comienza con una resistencia ligera para evaluar la comodidad y seguridad, aumentando gradualmente a medida que mejore la fuerza de tu cuello. Detente inmediatamente si sientes algún dolor agudo o molestia.

Entrenamientos de Espalda con un Solo Brazo

14. Remo Inclinado con un Solo Brazo:

- **Configuración:** Ponte de pie sobre la banda con los pies a la anchura de los hombros, asegurando que la banda esté sujeta bajo ambos pies.

- **Ejecución:** Flexiona las rodillas ligeramente y haz una bisagra hacia adelante en la cintura con la espalda recta. Sostén la banda con una mano y tira hacia tu cintura, manteniendo el codo cerca del cuerpo. Aprieta la escápula al final del movimiento, luego libera lentamente.

- **Consejos:** Mantén tu cabeza alineada con tu columna. Activa tu abdomen para proteger tu espalda baja. Completa el serie en un lado antes de cambiar al otro para asegurar un entrenamiento equilibrado.

15. Halado Lateral con un Solo Brazo:

- **Configuración:** Asegura la banda sobre un punto alto y resistente como un marco de puerta.

- **Ejecución:** Siéntate o arrodíllate en el suelo. Agarra la banda con una mano y tira hacia tu pecho, manteniendo la espalda recta y enfocándote en usar los músculos de tu espalda.

- **Consejos:** Ajusta el ancho de tu agarre y la posición de sentado para enfocar diferentes partes de tus músculos de la espalda más efectivamente. Completa el serie en un lado antes de cambiar al otro para asegurar un entrenamiento equilibrado.

16. Vuelo de Espalda de Pie con un Solo Brazo:

- **Configuración:** Ancla la banda frente a ti a la altura del pecho. Retrocede para crear tensión en la banda con tu brazo extendido al frente.

- **Ejecución:** Con una ligera flexión en el codo, tira de la banda hacia afuera. Aprieta las escápulas como si intentaras sostener un lápiz entre ellas. Vuelve lentamente a la posición inicial.

- **Consejos:** Mantén el movimiento controlado y concéntrate en sentir los músculos en tu espalda superior durante el ejercicio. Completa el serie en un lado antes de cambiar al otro para asegurar un entrenamiento equilibrado.

Entrenamientos de Hombros

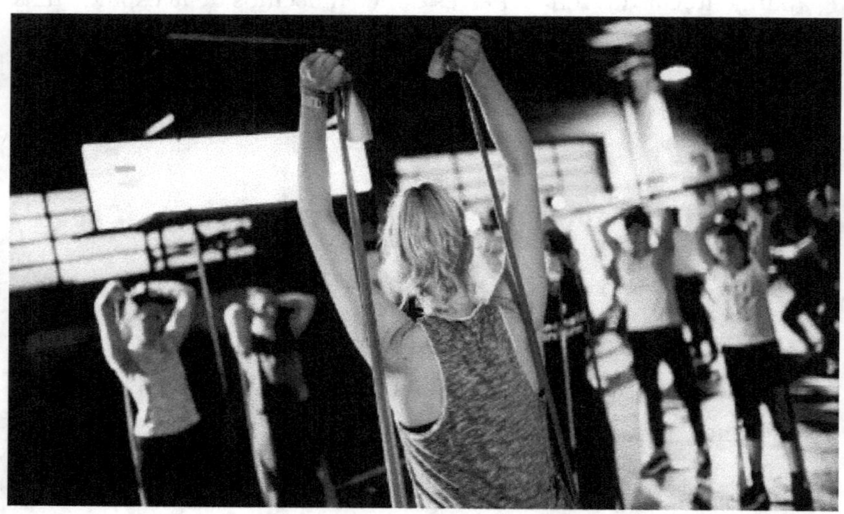

17. Prensa de Hombros:

- **Configuración:** Ponte de pie sobre una banda de resistencia con los pies a la anchura de las caderas. Agarra las manijas y llévalos a la altura de los hombros, palmas hacia adelante.

- **Ejecución:** Presiona las manijas hacia arriba hasta que tus brazos estén completamente extendidos sobre tu cabeza. Mantén tu abdomen activado y una ligera flexión en las rodillas durante todo el movimiento. Baja lentamente las manijas de vuelta a la altura de los hombros.

- **Consejos:** Asegúrate de que tu postura sea estable y controlada durante todo el ejercicio para maximizar la efectividad y reducir el riesgo de lesiones.

18. Elevaciones Laterales:

- **Configuración:** Ponte de pie sobre una banda de resistencia con los pies separados para crear tensión, brazos a los lados.

- **Ejecución:** Con una ligera flexión en los codos, levanta tus brazos hacia los lados hasta que estén paralelos al suelo. Concéntrate en usar los músculos de los hombros para realizar el levantamiento, evitando cualquier impulso al balancear tus brazos. Baja lentamente tus brazos de vuelta a la posición inicial.

- **Consejos:** Asegúrate de que el movimiento sea controlado para maximizar la activación de los músculos de los hombros y minimizar el riesgo de lesiones.

19. Elevaciones Frontales:

- **Configuración:** Ponte de pie sobre la banda de resistencia con los pies a la anchura de los hombros, agarrando las manijas o la banda frente a tus muslos.

- **Ejecución:** Levanta las manijas hacia arriba frente a ti, manteniendo una ligera flexión en los codos, hasta que tus manos alcancen el nivel de los ojos. Baja lentamente las manijas de vuelta a la posición inicial.

- **Consejos:** Asegúrate de que el movimiento sea controlado para enfocar efectivamente los músculos de los hombros y evitar usar el impulso.

Entrenamientos de Hombros con un Solo Brazo

20. Prensa de Hombros con un Solo Brazo:

- **Configuración:** Ponte de pie sobre la banda de resistencia con los pies a la anchura de las caderas. Sostén la manija con una mano y llévalo a la altura de los hombros, palma hacia adelante.

- **Ejecución:** Presiona la manija hacia arriba hasta que tu brazo esté completamente extendido sobre tu cabeza. Mantén una ligera flexión en las rodillas y tu abdomen activado durante todo el movimiento. Baja lentamente la manija de vuelta a la altura de los hombros.

- **Consejos:** Asegúrate de que tu postura sea estable y controlada para maximizar la efectividad del ejercicio y reducir el riesgo de lesiones. Completa el serie en un lado antes de cambiar al otro para asegurar un entrenamiento equilibrado.

21. Elevación Lateral con un Solo Brazo:

- **Configuración:** Ponte de pie sobre la banda de resistencia, separando tus pies para crear tensión, brazos a los lados.

- **Ejecución:** Con una ligera flexión en los codos, levanta tu brazo hacia un lado hasta que esté paralelo al suelo. Concéntrate en usar los músculos de los hombros para realizar el levantamiento, evitando cualquier impulso al balancear tu brazo. Baja lentamente tu brazo de vuelta a la posición inicial.

- **Consejos:** Asegúrate de que el movimiento sea controlado para maximizar la activación de los músculos de los hombros y minimizar el riesgo de lesiones. Completa el serie en un lado antes de cambiar al otro para asegurar un entrenamiento equilibrado.

22. Elevación Frontal con un Solo Brazo:

- **Configuración:** Ponte de pie sobre la banda de resistencia con los pies a la anchura de los hombros, sosteniendo las manijas o la banda frente a tus muslos.

- **Ejecución:** Levanta la manija hacia arriba frente a ti, manteniendo una ligera flexión en el codo, hasta que tu mano alcance el nivel de los ojos. Baja lentamente la manija de vuelta a la posición inicial.

- **Consejos:** Asegúrate de que el movimiento sea controlado para enfocar efectivamente los músculos de los hombros y evitar usar el impulso para levantar la banda. Completa el serie en un lado antes de cambiar al otro para asegurar un entrenamiento equilibrado.

Entrenamientos de Brazos

23. Curla de Bíceps:

- **Configuración:** Ponte de pie con los pies a la anchura de los hombros sobre la banda de resistencia. Sostén las manijas con las palmas hacia adelante.

- **Ejecución:** Riza las manijas hacia tus hombros, manteniendo los codos estacionarios a los lados. Aprieta tus bíceps en la parte superior del movimiento, luego baja lentamente las manijas de vuelta a la posición inicial.

- **Consejos:** Mantén tus muñecas rectas durante el ejercicio para evitar tensión y asegurarte de que los bíceps estén completamente activados. Evita balancear tu cuerpo; el movimiento debe ser controlado completamente por tus bíceps. Ajusta tu postura sobre la banda para aumentar o disminuir la resistencia según tu nivel de fuerza.

24. Extensiones de Tríceps:

- **Configuración:** Ancla la banda de resistencia detrás de ti, ya sea bajo tus pies o en un punto fijo bajo en una pared. Sostén las manijas con tus brazos sobre tu cabeza. La posición inicial debe estar detrás de tu cabeza.

- **Ejecución:** Mientras doblas los codos, extiende tus brazos desde detrás de tu cabeza y levanta las manijas por encima de tu cabeza, asegurándote de que tus codos permanezcan cerca de tu cabeza y no se abran. Vuelve lentamente a la posición inicial.

- **Consejos:** Mantén tus codos fijos en posición durante todo el movimiento para aislar efectivamente los tríceps. Asegura un movimiento controlado para maximizar la tensión en los tríceps y evitar movimientos bruscos. Ajusta la resistencia de la banda o tu postura para aumentar o disminuir la dificultad del ejercicio según tu nivel de forma física.

25. Curla de Muñeca:

- **Configuración:** Siéntate en una silla con la banda de resistencia bajo tus pies. Sostén las manijas con las palmas hacia arriba.

- **Ejecución:** Con los antebrazos apoyados en tus muslos, riza tus muñecas hacia arriba, moviendo solo tus manos. Vuelve lentamente a la posición inicial.

- **Consejos:** Asegúrate de que tus antebrazos permanezcan estables en tus muslos durante todo el ejercicio para aislar los movimientos de las muñecas. Controla el movimiento para evitar movimientos bruscos que puedan tensar tus articulaciones de las muñecas. Ajusta la resistencia cambiando la posición de tus pies o el tipo de banda para que coincida con tu nivel de comodidad.

Entrenamientos de Brazos con un Solo Brazo

26. Curla de Bíceps con un Solo Brazo:

- **Configuración:** Ponte de pie con los pies a la anchura de los hombros sobre la banda de resistencia. Agarra la manija con una mano, palma hacia adelante.

- **Ejecución:** Riza la manija hacia tu hombro, manteniendo el codo estacionario a tu lado. Aprieta tus bíceps en la parte superior del movimiento, luego baja lentamente la manija de vuelta a la posición inicial. Completa el serie en un lado antes de cambiar al otro para asegurar un entrenamiento equilibrado.

- **Consejos:** Mantén tu muñeca recta durante todo el ejercicio para evitar tensión y asegurarte de que los bíceps estén completamente activados. Evita balancear tu cuerpo; el movimiento debe ser controlado completamente por tus bíceps. Ajusta tu postura sobre la banda para aumentar o disminuir la resistencia según tu nivel de fuerza.

27. Extensión de Tríceps con un Solo Brazo:

- **Configuración:** Ancla la banda de resistencia detrás de ti, ya sea bajo tus pies o en un punto fijo bajo en una pared. Sostén la manija con tu brazo sobre tu cabeza. La posición inicial debe estar detrás de tu cabeza.

- **Ejecución:** Mientras doblas el codo, extiende tu brazo desde detrás de tu cabeza y levanta la manija por encima de tu cabeza, asegurándote de que tu codo permanezca cerca de tu cabeza y no se abra. Vuelve lentamente a la posición inicial. Completa el serie en un lado antes de cambiar al otro para asegurar un entrenamiento equilibrado.

- **Consejos:** Mantén tu codo fijo en posición durante todo el movimiento para aislar efectivamente los tríceps. Asegura un movimiento controlado para maximizar la tensión en los tríceps y evitar movimientos bruscos. Ajusta la resistencia de la banda o tu postura para aumentar o disminuir la dificultad según tu nivel de forma física.

28. Curla de Muñeca con un Solo Brazo:

- **Configuración:** Siéntate en una silla con la banda de resistencia bajo tus pies. Sostén la manija con la palma hacia arriba.

- **Ejecución:** Con el antebrazo apoyado en tu muslo, riza tu muñeca hacia arriba, moviendo solo tu mano. Vuelve lentamente a la posición inicial. Completa el serie en un lado antes de cambiar al otro para asegurar un entrenamiento equilibrado.

- **Consejos:** Asegúrate de que tu antebrazo permanezca estable en tu muslo durante todo el ejercicio para aislar los movimientos de las muñecas. Controla el movimiento para evitar movimientos bruscos que puedan tensar tus articulaciones de las muñecas. Ajusta la resistencia cambiando la posición de tus pies o el tipo de banda para que coincida con tu nivel de comodidad.

6

Tonificando el Cuerpo Inferior

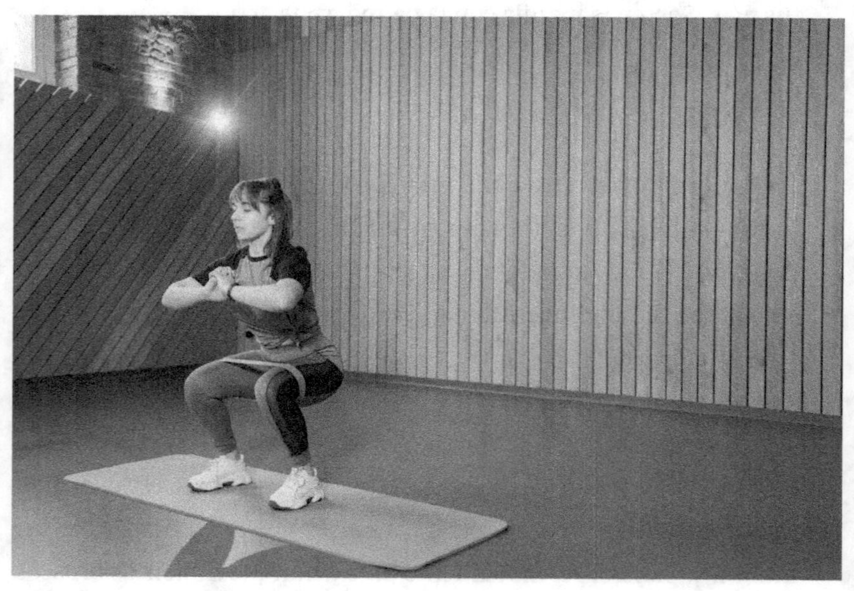

Entrenamientos de Piernas

29. Sentadillas:

- **Configuración:** Párate sobre una banda de resistencia con los pies separados a la anchura de los hombros. Sostén las manijas a la altura de los hombros, o mantén la banda bajo tus pies y estírala a lo largo de los costados de tu cuerpo con las manos a la altura de los hombros.

- **Ejecución:** Baja tu cuerpo en una sentadilla mientras mantienes la banda de resistencia tensa. Empuja con los talones para volver a levantarte a la posición inicial.

- **Consejos:** La banda de resistencia aumenta la intensidad a medida que bajas en la sentadilla y regresas a la posición de pie, fortaleciendo tus cuádriceps, isquiotibiales, glúteos y parte baja de la espalda. Mantén el pecho hacia arriba y la espalda recta durante el movimiento para mantener una forma correcta y maximizar la efectividad. Ajusta la resistencia usando bandas de diferente grosor o cambiando tu agarre en la banda para aumentar o disminuir la tensión.

30. Zancadas:

- **Configuración:** Párate con los pies juntos y coloca una banda de resistencia bajo tu pie delantero. Sostén el otro extremo de la banda con ambas manos a la altura de los hombros.

- **Ejecución:** Da un paso atrás con un pie en una zancada, bajando tus caderas hasta que ambas rodillas estén dobladas en un ángulo de aproximadamente 90 grados. La rodilla delantera debe estar directamente sobre el tobillo, y la rodilla trasera no debe tocar el suelo. Empuja a través del talón de tu pie delantero para volver a la posición inicial.

- **Consejos:** Agregar una banda de resistencia a las zancadas intensifica el ejercicio, apuntando efectivamente a los cuádriceps, isquiotibiales y glúteos, mientras también involucra el abdomen para una mayor estabilidad. Mantén una postura erguida durante el movimiento para asegurar una forma correcta y mejorar la participación del núcleo. Ajusta la dificultad usando bandas de variada resistencia o cambiando la longitud de la banda para aumentar o disminuir la tensión.

31. Prensa de Piernas:

- **Configuración:** Siéntate en el suelo con las piernas extendidas y una banda de resistencia alrededor de la parte inferior de tus pies. Sostén los extremos de la banda con ambas manos en tus caderas, o asegura la banda a un punto estable frente a ti.

- **Ejecución:** Presiona tus piernas hacia adelante extendiendo las rodillas, empujando contra la resistencia de la banda. Una vez que tus piernas estén completamente extendidas, vuelve lentamente a la posición inicial, manteniendo la tensión en la banda durante todo el movimiento.

- **Consejos:** Simular una prensa de piernas con bandas de resistencia apunta efectivamente a los cuádriceps, isquiotibiales y glúteos, imitando el ejercicio basado en máquinas. Asegúrate de que la banda esté firmemente anclada y que la posición de sentado permita un rango de movimiento cómodo sin sobreextender las rodillas. Ajusta el nivel de resistencia cambiando la tensión de la banda o usando una banda diferente para aumentar o disminuir la dificultad, según tu nivel de fuerza.

Entrenamientos de Una Sola Pierna

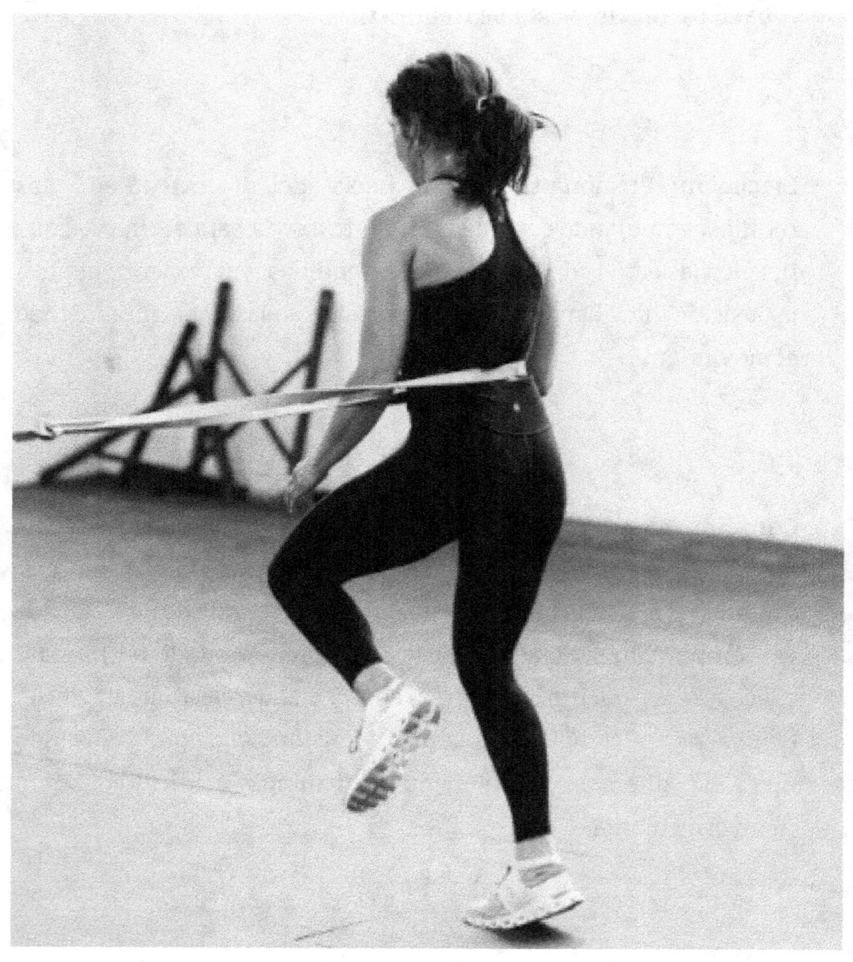

32. Sentadillas de Una Sola Pierna (entrenamiento avanzado):

· **Configuración:** Párate sobre una banda de resistencia con un pie, manteniendo el otro pie fuera del suelo. Sostén las manijas a la altura de los hombros o estira la banda a lo largo de los costados de tu cuerpo con las manos a la altura de los hombros.

- **Ejecución:** Baja tu cuerpo en una sentadilla sobre una pierna mientras mantienes la banda de resistencia tensa. Empuja a través de tu talón para volver a levantarte a la posición inicial. Mantén el equilibrio y el control durante todo el ejercicio, concentrándote en un descenso y ascenso lentos y constantes. Completa el serie en un lado antes de cambiar al otro para asegurar un entrenamiento equilibrado.

- **Consejos:** Mantén tu cuerpo erguido y usa una pared o una silla para equilibrio si es necesario. La banda de resistencia añade intensidad mientras realizas la sentadilla, involucrando efectivamente tus cuádriceps, isquiotibiales y glúteos. Mantén el pecho hacia arriba y la espalda recta para asegurar una forma correcta. Esto también ayudará a maximizar la efectividad del ejercicio. Para ajustar la dificultad, usa bandas de diferentes grosores o altera tu agarre en la banda para aumentar o disminuir la tensión.

33. Prensa de Una Sola Pierna:

- **Configuración:** Siéntate en el suelo con las piernas extendidas. Pasa una banda de resistencia alrededor de la parte inferior de un pie y sostén los extremos con ambas manos en tus caderas, o asegura la banda a un punto estable frente a ti.

- **Ejecución:** Presiona tu pierna hacia adelante extendiendo la rodilla, empujando contra la resistencia de la banda. Una vez que tu pierna esté completamente extendida, vuelve lentamente a la posición inicial mientras mantienes la tensión en la banda. Completa el serie en un lado antes de cambiar al otro para asegurar un entrenamiento equilibrado.

· **Consejos:** Este ejercicio apunta efectivamente a los cuádriceps, isquiotibiales y glúteos, imitando la prensa de piernas basada en máquinas. Asegúrate de que la banda esté firmemente anclada y que tu posición de sentado permita un rango de movimiento cómodo sin sobreextender la rodilla. Ajusta el nivel de resistencia cambiando la tensión de la banda o usando una banda diferente para igualar tu nivel de fuerza, ya sea aumentando o disminuyendo la dificultad.

Entrenamientos de Glúteos

34. Elevaciones de Cadera:

· **Configuración:** Siéntate en el suelo con la espalda contra un banco o superficie estable. Pasa una banda de resistencia alrededor de tu cintura y ancla detrás de ti, o colócala bajo tus pies si no hay un anclaje fijo disponible.

- **Ejecución:** Con la banda posicionada sobre tus caderas, planta tus pies en el suelo a la anchura de las caderas. Impulsa a través de tus talones para levantar tus caderas hacia el techo, apretando tus glúteos en la parte superior del movimiento. Mantén brevemente, luego baja lentamente tus caderas de vuelta a la posición inicial.

- **Consejos:** Asegúrate de que la banda permanezca seguramente en su lugar alrededor de tu cintura para mantener la tensión constante mientras realizas los empujes. Concéntrate en usar tus glúteos para levantar tus caderas, en lugar de empujar excesivamente con la parte baja de la espalda para evitar tensiones. Ajusta la resistencia cambiando la tensión de la banda o cambiando a una banda diferente para escalar la intensidad del ejercicio a tu nivel de forma física.

35. Puentes de Glúteos:

- **Configuración:** Acuéstate de espaldas con las rodillas dobladas y los pies en el suelo. Coloca una banda de resistencia alrededor de tus muslos justo por encima de tus rodillas o directamente sobre tus caderas para mayor resistencia.

- **Ejecución:** Presiona tus pies en el suelo y levanta tus caderas hacia el techo mientras empujas contra la banda. Aprieta tus glúteos en la parte superior del movimiento, luego baja lentamente tus caderas de vuelta al suelo sin descansar completamente.

- **Consejos:** Asegúrate de que la banda permanezca en su lugar durante el ejercicio para mantener la tensión efectiva. Mantén tus movimientos controlados y constantes para maximizar la activación de los glúteos y evitar que la banda se devuelva. Ajusta la intensidad usando bandas de variada resistencia o cambiando la posición de la banda para alterar el nivel de desafío.

36. Caminatas con Banda:

- **Configuración:** Coloca una mini-banda alrededor de tus piernas, justo por encima de tus rodillas. Asegúrate de que la banda esté ajustada pero no restrictiva al punto de causar incomodidad.

- **Ejecución:** Párate con los pies separados a la anchura de los hombros, creando tensión en la banda. Baja a una sentadilla parcial para activar tu abdomen y glúteos. Da un paso hacia un lado con un pie, seguido por el otro, manteniendo la posición de sentadilla y la tensión de la banda durante todo el movimiento. Da varios pasos en una dirección, luego cambia al otro lado.

- **Consejos:** Mantén tus dedos de los pies apuntando hacia adelante y tus pasos controlados para mantener la tensión constante en la banda y apuntar efectivamente a los glúteos externos. Evita que tus rodillas se hundan; sigue empujándolas hacia afuera contra la banda para activar los músculos correctos. Ajusta la dificultad usando bandas de diferentes niveles de resistencia o aumentando el número de pasos o la profundidad de la sentadilla durante las caminatas.

Entrenamientos de Pantorrillas

37. Elevaciones de Pantorrillas de Pie:

- **Configuración:** Párate sobre una banda de resistencia con ambos pies, asegurándote de que la banda esté centrada bajo las bolas de tus pies. Sostén los extremos de la banda con cada mano, tirándola hacia arriba para crear tensión.

- **Ejecución:** Presiona hacia abajo a través de las bolas de tus pies para elevar tus talones lo más alto posible, levantándolos del suelo mientras mantienes el resto de tu cuerpo recto. Haz una pausa en la parte superior de la elevación de pantorrillas para maximizar la contracción en tus músculos de las pantorrillas. Baja lentamente tus talones de vuelta al suelo, controlando el movimiento para mantener la tensión en las pantorrillas durante todo el tiempo.

- **Consejos:** Mantén tu cuerpo erguido y usa una pared o una silla para equilibrio si es necesario. Aumenta la resistencia usando una banda más fuerte o tirando más fuerte de la banda para intensificar el entrenamiento. Concéntrate en movimientos lentos y controlados para mejorar la activación muscular y los aumentos de fuerza.

38. Elevaciones de Pantorrillas Sentado:

- **Configuración:** Siéntate en una silla o banco con los pies planos en el suelo. Coloca una banda de resistencia sobre las bolas de tus pies, sosteniendo cada extremo con tus manos. Extiende tus piernas para que estén paralelas al suelo, con una ligera flexión en las rodillas.

- **Ejecución:** Empuja hacia abajo a través de las bolas de tus pies, extendiendo tus tobillos para levantar tus talones lo más alto posible mientras mantienes los dedos en el suelo. Mantén la contracción máxima por un momento, luego baja lentamente tus talones de vuelta a la posición inicial, manteniendo la tensión en la banda.

- **Consejos:** Asegúrate de que la banda esté posicionada de manera segura y no se deslice de tus pies durante el ejercicio. Mantén el movimiento controlado y enfocado, usando solo tus músculos de las pantorrillas para realizar la elevación. Ajusta la resistencia de la banda acortándola o alargándola para igualar tu nivel de fuerza, asegurando un compromiso muscular efectivo sin forzar.

Entrenamientos de Pantorrillas de Una Sola Pierna

39. Elevación de Pantorrillas de Pie de Una Sola Pierna:

- **Configuración:** Párate sobre una banda de resistencia con un pie, manteniendo el otro pie fuera del suelo, asegurándote de que la banda esté centrada bajo las bolas de tu pie. Agarra los extremos de la banda con cada mano y tira hacia arriba para crear tensión.

- **Ejecución:** Presiona hacia abajo a través de las bolas de tu pie para elevar tu talón lo más alto posible, levantándote del suelo mientras mantienes tu cuerpo recto. Haz una pausa en la parte superior de la elevación de pantorrillas para maximizar la contracción en tus músculos de las pantorrillas. Baja lentamente tu talón de vuelta al suelo, controlando el movimiento para mantener la tensión durante todo el tiempo. Completa el serie en un lado antes de cambiar al otro para asegurar un entrenamiento equilibrado.

- **Consejos:** Mantén una postura erguida y usa una pared o silla para equilibrio si es necesario. Aumenta la resistencia usando una banda más fuerte o tirando más fuerte de la banda para intensificar el entrenamiento. Concéntrate en movimientos lentos y controlados para mejorar la activación muscular y los aumentos de fuerza.

40. Elevación de Pantorrillas Sentado de Una Sola Pierna:

- **Configuración:** Siéntate en una silla o banco con los pies planos en el suelo. Coloca una banda de resistencia sobre las bolas de un pie, sosteniendo cada extremo con tus manos. Extiende tu pierna para que esté paralela al suelo, manteniendo una ligera flexión en la rodilla.

- **Ejecución:** Empuja hacia abajo a través de la bola de tu pie, extendiendo tu tobillo para levantar tu talón lo más alto posible mientras mantienes los dedos en el suelo. Mantén la contracción máxima por un momento, luego baja lentamente tu talón de vuelta a la posición inicial, manteniendo la tensión en la banda. Completa el serie en un lado antes de cambiar al otro para asegurar un entrenamiento equilibrado.

- **Consejos:** Asegúrate de que la banda esté posicionada de manera segura y no se deslice de tu pie durante el ejercicio. Mantén el movimiento controlado y enfocado, usando solo tus músculos de las pantorrillas para realizar la elevación. Ajusta la resistencia de la banda acortándola o alargándola para igualar tu nivel de fuerza, asegurando un compromiso muscular efectivo sin forzar.

7

Enganche Abdominal y Flexibilidad

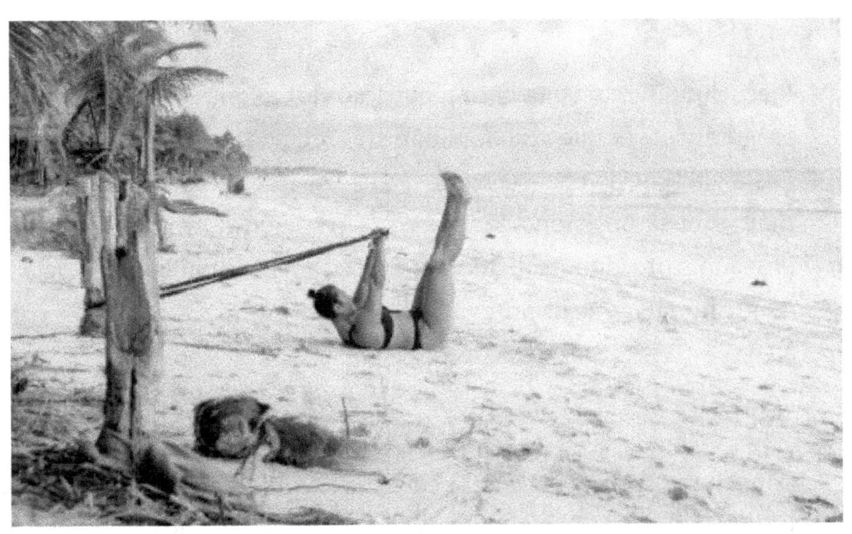

Entrenamientos de Abdominal

41. Plancha Alta:

- **Configuración:** Coloca una banda de resistencia alrededor de tu espalda, justo debajo de los omóplatos, y asegura los extremos bajo las palmas de tus manos. Sitúate en posición de plancha alta extendiendo las piernas detrás de ti, con los dedos de los pies en el suelo.

- **Ejecución:** Mantén una línea recta desde los talones hasta la cabeza, asegurándote de que tu abdominal esté apretado y tu cuerpo nivelado. La banda de resistencia debería añadir tensión, haciendo más difícil mantener la posición. Mantén esta posición durante el tiempo deseado, enfocándote en mantener tus caderas estables y sin dejar que se hundan o se levanten.

- **Consejos:** Asegúrate de que la banda esté colocada de forma segura y no se deslice de tus manos o se enrolle en tu espalda. Comienza con intervalos más cortos para ajustarte a la dificultad añadida por la banda de resistencia.

42. Plancha Baja:

- **Configuración:** Coloca una banda de resistencia alrededor de tu espalda justo debajo de los omóplatos y asegura los extremos bajo tus palmas. Asuma la posición de plancha baja extendiendo las piernas detrás de ti, apoyándote en tus antebrazos y dedos de los pies.

- **Ejecución:** Mantén una línea recta desde los talones hasta la cabeza, asegurándote de que tu abdominal esté apretado y tu cuerpo se mantenga nivelado. La tensión añadida por la banda de resistencia aumentará la dificultad de mantener la plancha baja. Mantén esta posición durante la duración prevista, enfocándote en mantener tus caderas estables sin que se hundan o levanten.

- **Consejos:** Asegúrate de que la banda esté colocada de forma segura para evitar que se deslice de tus manos o se enrolle en tu espalda. Comienza con intervalos más cortos para acostumbrarte a la resistencia añadida.

43. Encogimientos Abdominales Torcidos:

- **Configuración:** Acuéstate de espaldas con las rodillas dobladas y los pies planos en el suelo. Sostén una banda de resistencia con ambas manos, extendiendo tus brazos rectos sobre tu pecho. El medio de la banda debe estar anclado detrás de ti en algo resistente, o puedes tenerla enrollada alrededor de la base de un sofá pesado o una puerta.

- **Ejecución:** Levanta ligeramente los hombros del suelo para empezar la posición de abdominales. A medida que te encoges, gira tu torso hacia la derecha, tirando de tus manos hacia la rodilla derecha mientras mantienes tensión en la banda. Regresa al centro y luego alterna hacia el lado izquierdo. Continúa alternando lados por el número deseado de repeticiones.

- **Consejos:** Centrarse en movimientos controlados para maximizar el compromiso del abdominal y los oblicuos. Mantén los movimientos lentos y deliberados, evitando cualquier movimiento brusco que pueda forzar el cuello o la espalda. Ajusta la resistencia de la banda para que coincida con tu nivel de forma física; más tensión aumenta la dificultad.

44. Giros Oblicuos:

- **Configuración:** Ancla la banda de resistencia en un punto fijo a la altura de la cintura. Ponte de lado al punto de anclaje, sosteniendo el extremo libre de la banda con ambas manos frente a tu pecho. Asegúrate de que haya una ligera tensión en la banda con tus brazos extendidos.

- **Ejecución:** Manteniendo los brazos extendidos y los pies firmemente plantados, gira tu torso alejándote del punto de anclaje, girando los hombros y el torso mientras mantienes las caderas hacia adelante.

Tira de la banda mientras giras, luego vuelve lentamente a la posición inicial. Completa el serie en un lado antes de cambiar al otro lado para asegurar un entrenamiento equilibrado de los oblicuos.

- **Consejos:** Mantén los movimientos suaves y controlados para concentrar el esfuerzo en los oblicuos y evitar esfuerza a la espalda. Asegúrate de mantener las caderas estables y orientadas hacia adelante para aislar el giro en el torso superior, mejorando la efectividad de los músculos oblicuos. Ajusta tu distancia del punto de anclaje para modificar la resistencia, aumentándola para intensificar el entrenamiento o disminuyéndola para sesiones más ligeras.

Ejercicios de Flexibilidad

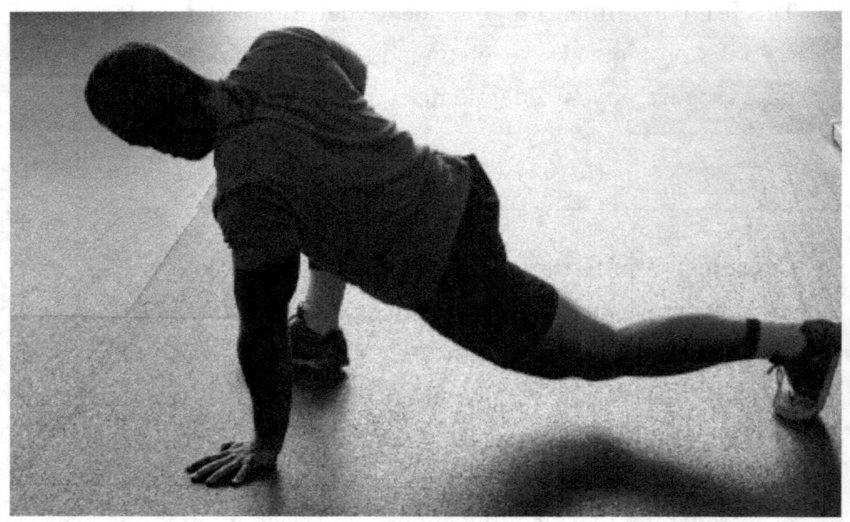

45. Estiramientos de Piernas:

· **Configuración:** Ancla la banda de resistencia de manera segura en un punto bajo, o simplemente pisarlo si estás de pie. Coloca el otro extremo alrededor del pie de la pierna que deseas estirar.

· **Ejecución:** Para estiramientos de isquiotibiales: Siéntate en el suelo con una pierna extendida. Pasa la banda alrededor de tu pie y tira suavemente hacia ti mientras mantienes la pierna recta. Inclínate hacia adelante desde tus caderas para profundizar el estiramiento. Para estiramientos de cuádriceps: Ponte de pie y pasa la banda alrededor de tu tobillo, sosteniendo el otro extremo con tu mano. Tira de tu talón hacia tu glúteo, manteniendo las rodillas juntas y tu cuerpo erguido. Para estiramientos de pantorrillas: Ponte de pie y coloca la bola de tu pie en la banda, sosteniendo los extremos con tus manos. Presiona tu talón hacia el suelo mientras te inclinas ligeramente hacia adelante, manteniendo la pierna recta.

- **Consejos:** Mantén un tirón controlado y suave en la banda para evitar rebotar, lo que puede forzar los músculos. Sostén cada estiramiento durante 15-30 segundos, repitiendo 2-3 veces por pierna para maximizar los beneficios de flexibilidad. Ajusta la tensión de la banda para variar la intensidad del estiramiento. Más tensión aumenta la profundidad del estiramiento, mientras que menos tensión proporciona un estiramiento más suave.

46. Estiramientos de Brazos y Hombros:

- **Configuración:** Desde la cintura, sostén una banda de resistencia con ambas manos, espaciadas más anchas que el ancho de los hombros.

- **Ejecución:** Lentamente levanta tus brazos sobre tu cabeza, y luego continúa moviéndolos detrás de tu cuerpo. Mantén tus brazos rectos y tira suavemente de la banda para mantener la tensión. Una vez que la banda esté detrás de tu espalda, ve hacia el punto de inicio en la dirección opuesta. Baja tus brazos de vuelta a la posición inicial de manera controlada.

- **Consejos:** Mantén tus movimientos suaves para evitar cualquier movimiento brusco que pueda forzar tus músculos. Concéntrate en sentir el estiramiento a través de tus hombros y brazos superiores. Ajusta el espaciado de tus manos en la banda para aumentar o disminuir la intensidad del estiramiento. Sostén el estiramiento durante aproximadamente 15-30 segundos, repitiendo 2-3 veces para maximizar la flexibilidad en la parte superior del cuerpo.

47. Estiramientos de Cuerpo Completo:

- **Configuración:** Sostén una banda de resistencia con ambas manos, levántala sobre tu cabeza y retrocede en una posición de zancada con una pierna.

- **Ejecución:** Mientras mantienes tus brazos extendidos sobre tu cabeza con la banda, baja en una zancada, empujando la rodilla delantera a un ángulo de 90 grados. Mantén la pierna trasera recta y el talón fuera del suelo. Sostén el estiramiento por unos segundos, sintiendo el estiramiento a través de tus brazos, espalda y los músculos flexores de la cadera de la pierna que está atrás. Regresa a la posición inicial y repite en el otro lado.

- **Consejos:** Asegúrate de que tu forma en la zancada sea correcta para evitar estrés en las rodillas. Mantén tu torso erguido y tu abdominal activado durante la zancada para maximizar el estiramiento y mantener el equilibrio. Ajusta la tensión de la banda para aumentar o disminuir la intensidad del estiramiento a través de tus brazos y hombros.

Movimientos de Yoga

48. Postura del Guerrero con Bandas de Resistencia:

- **Configuración:** Coloca una banda de resistencia bajo el pie de tu pierna delantera en la posición de la Postura del Guerrero. Sostén ambos extremos con tus manos para crear tensión o asegura la banda a un objeto estable frente a ti.

- **Ejecución:** Da un paso hacia atrás en la Postura del Guerrero: rodilla delantera doblada y pierna trasera recta, con tu cuerpo enfrentando de lado. Estira tus brazos rectos hacia adelante o sostenerlos paralelos al suelo, dependiendo de dónde esté anclada la banda, tirando ligeramente contra la resistencia. Mantén esta posición, enfocándote en el estiramiento a través de tus brazos, hombros y los músculos de las piernas, particularmente el muslo delantero y la pantorrilla de la pierna trasera.

- **Consejos:** Mantén tu espalda recta y tu abdominal activado para sostener tu postura y equilibrio. Ajusta la tensión en la banda para aumentar la dificultad de mantener la postura, lo que mejora la participación muscular y la estabilidad. Asegúrate de que la banda esté colocada de manera segura para prevenir que se deslice y cause desequilibrio.

49. Perro Hacia Abajo (o Posición de Pico):

- **Configuración:** Coloca una banda de resistencia alrededor de tus caderas y asegúrala a un punto fijo debajo de ti, como un mueble robusto o podrías usar tus pies.

- **Ejecución:** Entra en la posición de Perro Hacia Abajo formando una "V" invertida con tu cuerpo o posición de pico. Tus manos y pies están en el suelo, y tus caderas están empujadas hacia arriba y hacia atrás. Con la banda anclada debajo de ti, tirará ligeramente de tus caderas, animándolas a levantarse más alto, profundizando el estiramiento en tus isquiotibiales y espalda.

- **Consejos:** Asegúrate de que la banda esté anclada de manera segura y que proporcione suficiente tensión para mejorar la postura sin sacarte de posición. Concéntrate en empujar tus talones hacia el suelo para maximizar el estiramiento en tus pantorrillas y la parte trasera de tus piernas. Mantén tu cabeza entre tus brazos y mira hacia atrás hacia tus pies para alinear tu cuello con tu columna.

50. Postura del Cobra (o Remo Prono):

· **Configuración:** Engancha una banda de resistencia a un punto fijo frente a ti, como un anclaje de puerta a nivel del suelo.

· **Ejecución:** Acuéstate boca abajo en el suelo con la banda en tus manos. A medida que tirones suavemente contra la banda, levanta tu pecho del suelo en la Postura del Cobra. Usa la resistencia para mejorar el estiramiento a través de tu pecho y abdomen mientras apoyas el fortalecimiento de tu espalda baja.

· **Consejos:** Asegúrate de que la banda esté segura y proporcione una resistencia constante que mejore la postura sin dominar tu movimiento. Gradualmente activa los músculos de la espalda para levantar la postura, enfocándote en un movimiento suave para evitar cualquier tensión. Mantén los hombros hacia abajo y hacia atrás, alejados de las orejas, para maximizar el estiramiento en el pecho y activar los músculos correctos de la espalda.

8

Creando Tu Propio Plan de Ejercicios

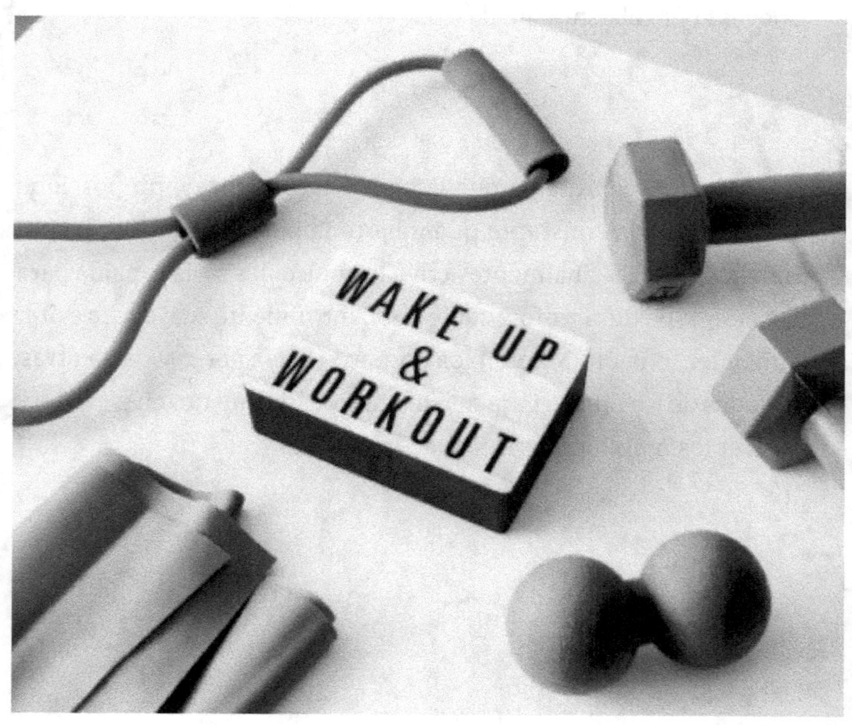

Seguimiento del Progreso

- **Aplicaciones de entrenamiento:** Estas aplicaciones pueden registrar entrenamientos, seguir tus rutinas de ejercicio e incluso proporcionar información gráfica sobre tu progreso a lo largo del tiempo. con frecuencia incluyen características para establecer objetivos, recordatorios y compartir logros para mantenerte motivado. Revisa tu tienda de aplicaciones y prueba algunas. Busca palabras clave como "entrenamiento", "Entrenamiento", "Ejercicio" o "Bandas de Resistencia".

- **Diarios:** Mantener un diario físico o digital de tus entrenamientos y actividades diarias puede ayudarte a mantener un registro detallado de lo que has logrado. Anotar detalles como los tipos de ejercicios, el nivel de resistencia de las bandas utilizadas, el número de repeticiones y cómo te sentiste puede proporcionar una retroalimentación valiosa sobre tu rendimiento y áreas de mejora.

- **Métricas Medibles:** Estas incluyen el seguimiento de ganancias de fuerza a través de niveles de resistencia aumentados o repeticiones y series adicionales con el tiempo. Registrar medidas corporales, como el tamaño de los músculos y el porcentaje de grasa corporal, también puede proporcionar evidencia concreta de cambios físicos y mejoras.

Ejemplos de Entrenamientos

- **Entrenamientos para Principiantes:** Concéntrate en dominar los fundamentos con movimientos básicos. Los ejercicios se eligen para construir fuerza y estabilidad iniciales, incorporando entrenamientos simples con bandas de resistencia como prensas de pecho, sentadillas y puentes de glúteos. Los principiantes podrían comenzar con menos series y repeticiones para asegurarse de que pueden mantener una forma adecuada. Mira qué entrenamientos son más fáciles para ti para comenzar y avanza desde allí.

- **Entrenamientos Intermedios:** A medida que los usuarios se sienten más cómodos con los ejercicios básicos, las rutinas intermedias introducen más variedad y una intensidad ligeramente mayor. Estos podrían incluir movimientos compuestos que desafían múltiples grupos musculares simultáneamente, como remos o prensas por encima de la cabeza, con más repeticiones o series adicionales. Asegúrate de practicar una buena forma y técnica, comienza con una banda de resistencia más baja hasta que domines el entrenamiento.

- **Entrenamientos Avanzados:** Para aquellos que han desarrollado una base sólida de entrenamiento, los entrenamientos avanzados aumentan la intensidad y complejidad. Estas rutinas pueden incorporar súper series, niveles de resistencia más altos y movimientos más dinámicos como saltos explosivos o ejercicios de rotación que requieren mayor control y fuerza. Prueba algunos entrenamientos que desafíen tus músculos, recuerda practicar primero la forma y la técnica.

Frecuencia de Entrenamiento

- **Días de Entrenamiento por Semana:** Las recomendaciones sobre la frecuencia de entrenamiento dependen en gran medida de los objetivos de entrenamiento individuales y las capacidades de recuperación. Para la mayoría de las personas, entrenar con bandas de resistencia de 3 a 4 veces por semana es suficiente para ver mejoras sin sobrecargar el cuerpo.

- **Recomendaciones Específicas de Objetivos:** Para aquellos enfocados en construir fuerza, pueden ser necesarias sesiones más frecuentes e intensas, mientras que aquellos que apuntan a la aptitud general o la pérdida de peso podrían beneficiarse de sesiones moderadas combinadas con otros tipos de actividad física. Prueba un plan de entrenamiento y ve si necesitas más entrenamiento o menos.

- **Recuperación y Flexibilidad:** Incorporar días de descanso es crucial. Estos permiten que los músculos se recuperen y se fortalezcan. Además, incluir días de flexibilidad o yoga puede mejorar la elasticidad muscular y prevenir lesiones, contribuyendo a un mejor rendimiento y resistencia en los entrenamientos con bandas de resistencia. Comienza con 2-3 días de descanso, luego agrega o quita días desde allí.

9

Conclusión

El último capítulo de "Los 50 Mejores Ejercicios con Bandas de Resistencia en Casa" resume bien el libro, recordándonos por qué el uso de bandas de resistencia es tan genial. Habla de lo flexibles, útiles y fáciles que son los entrenamientos con bandas de resistencia, permitiéndote mantenerte en forma dondequiera que estés. Esta parte del libro muestra cómo cualquiera puede mantenerse en forma, sin importar dónde se ejercite, utilizando estas bandas.

Ánimo a los Lectores:

Mantente comprometido con tu viaje de entrenamiento y recuerda que la clave para ver resultados es la consistencia. Los ejercicios y rutinas proporcionados en este libro están diseñados para ayudarte a construir fuerza, aumentar la flexibilidad y mejorar la salud general. A medida que continúes utilizando los entrenamientos, probablemente descubrirás lo que mejor funciona para ti y cómo adaptar los ejercicios para satisfacer tus necesidades de entrenamiento en evolución.

Llamado a la Acción:

Si este libro te ha ayudado en tu viaje de entrenamiento, o si tienes historias o percepciones para compartir de tus experiencias con los entrenamientos de bandas de resistencia, por favor considera dejar una reseña en Amazon. Tus comentarios no solo apoyan al autor, sino que también ayudan a otros a descubrir los beneficios del entrenamiento con bandas de resistencia. ¡Comparte tu progreso e inspira a una comunidad de entusiastas del entrenamiento como tú!

Este resumen sirve tanto como un recordatorio de los beneficios detallados a lo largo del libro como una invitación para continuar explorando y compartiendo la efectividad de los entrenamientos con bandas de resistencia.

10

Referencias

OpenAI. (2024). ChatGPT. Software. Retrieved April 28, 2024, from https://openai.com/

Pixela Audiovisuales. (2020, August 1). Pexels. A-shirtless-man-working-out. Retrieved April 28, 2024, from https://www.pexels.com/photo/a-shirtless-man-working-out-5097256/

Pagan, G., III. (2024, February 2). a row of metal hooks on a blue wall. Unsplash. https://unsplash.com/photos/a-row-of-metal-hooks-on-a-blue-wall-dajvAgf5mdg

Alex Azabache. (2020, January 25). Slices Assorted Fruits Near Water Bottle. Pexels. Retrieved April 28, 2024, from https://www.pexels.com/photo/slices-assorted-fruits-near-water-bottle-3766257/

Sarycheva, A. (2024, April 18). a man sitting on a yoga mat with his hands in his pockets. Unsplash. https://unsplash.com/photos/a-man-sitting-on-a-yoga-mat-with-his-hands-in-his-pockets-hFwUotV-PsY

SpencerWing. (2021, June 27). Resistance bands strength training. Pixabay. Retrieved April 28, 2024, from https://pixabay.com/photos/resistance-bands-strength-training-6371695/

Sikkema, K. (2018, January 12). shallow focus photography of yellow and black stretch rope. Unsplash. https://unsplash.com/photos/shallow-focus-photography-of-yellow-and-black-stretch-rope-rWBBDErPXcY

Pavel Danilyuk. (2020, December 3). Man in black crew neck t-shirt stretching a resistance band. Pexels. Retrieved April 28, 2024, from https://www.pexels.com/photo/man-in-black-crew-neck-t-shirt-stretching-a-resistance-band-6339596/

Pieters, G. (2018, January 28). group of people in gym while exercising. Unsplash. https://unsplash.com/photos/group-of-people-in-gym-while-exercising-3RnkZpDqsEI

Pavel Danilyuk. (2020a, December 3). A woman doing the squats with a resistance band. Pexels. Retrieved April 28, 2024, from https://www.pexels.com/photo/a-woman-doing-the-squats-with-a-resistance-band-6339655/

Unsplash. (2020, July 9). woman in black tank top and leggings doing exercise. Unsplash. https://unsplash.com/photos/woman-in-black-tank-top-and-leggings-doing-exercise-LjI2ZwN72ao

Jovic, D. (2020, October 9). woman in brown dress sitting on beach during daytime. Unsplash. https://unsplash.com/photos/woman-in-brown-dress-sitting-on-beach-during-daytime-8N3TozRTXeA

Pixabay. (2016, August 21). Man Doing Pushup. Pexels. Retrieved April 28, 2024, from https://www.pexels.com/photo/man-doing-pushup-209969/

Karolina Grabowska. (2020, May 12). Wake up and workout slogan on light box among sports equipment. Pexels. Retrieved April 28, 2024, from https://www.pexels.com/photo/wake-up-and-workout-slogan-on-light-box-among-sports-equipment-4397840/